Patienten-Wirklichkeit

Vorwort:

Meine Sehnsucht,
auch als Patient
ganzheitlich
als
Mensch
wahr-genommen
zu werden,
hat eine
entscheidende
Voraussetzung:
daß auch
die Mitarbeiter/innen
in Kliniken
ganzheitlich
gesehen,
geführt
und
eingesetzt
werden.

Kaum eine Chance

zu überleben hatten so schwer Verletzte wie ich noch bis vor zwanzig Jahren - dem Gründungsjahr dieser Spezialklinik.

Nach meinem Unfall habe ich hier, auf den Tag genau, ein Jahr verbracht.

Schon wenige Tage nachdem ich von der Intensivstation in ein Einzelzimmer verlegt worden war, begann ich, diese Texte zu diktieren - für die behandelnden Ärzte.

Ich hoffte auf Gespräche darüber, wie es zu einem verstehenden, positiven Miteinander kommen könne - zunächst vergeblich.

Zynische Kommentare, eisige Ablehnung und schließlich Schweigen, das war die Reaktion der Ärzte, am Anfang.

Schließlich wurde dieses Schweigen unerträglich für mich. Mit Filzstiften malte ich diese Texte auf große Papierbögen und ließ dann die Wände meines Klinik-Zimmers mit diesen Postern tapezieren.

Gute Gespräche mit den Pflegern, Krankenschwestern und vielen anderen Spezialisten waren die Folge - und schließlich, nach vielen Monaten, doch noch ein für alle Beteiligte angenehmes Miteinander.

Aufgezeichnet habe ich nur Situationen, Szenen, Gespräche und Ereignisse, die ich selbst erlebt habe - so, wie ich sie empfunden habe.

Jeder
einzelne Text
spiegelt
ein reales Stück
meiner gelebten
Wirklichkeit als Patient.

Geschrieben ...

habe ich
dieses Manuskript
für
all die Menschen,
die in unseren

Kliniken,
Pflege- und
Altenheimen,
Ausbildungszentren
und
Universitäten

leben, lernen und
arbeiten als

Schülerin,
Schüler,

Student,
Studentin,

Lehrerin,
Lehrer,

Professor,
Professorin,

Krankenschwester
oder -Pfleger,
Arzt, Ärztin,
Spezialist oder
Geistlicher.

Gedacht ...

habe ich
beim Schreiben
dieses Manuskripts
an
all die Menschen,
die in
unseren Kliniken
als Fall
behandelt
und als Patient
entmündigt
werden.

Gedacht
habe ich auch
an
all die Menschen,
die krank
oder alt
in unseren
Pflege- und
Altenheimen
vergessen werden -
manchmal sogar
als
Pflegefall
verkommen,
umkommen.

München, November 1986

20. August, 14.30 Uhr

Ende

unserer
Hochzeitsreise.

Der Weg
führte uns
von München
über Italien
nach Afrika,
in die Sahara.

Wir befinden uns
auf der Rückfahrt.
Abends wollen wir
Venedig erreichen.

Ein Fiatfahrer
unterschätzt
die Geschwindigkeit
meines Motorrades
und kreuzt
die Schnellstraße.

Meine Frau,
auf eigenem Motorrad,
einhundert Meter
hinter mir,
kann noch ausweichen.

Ich erwache
auf dem Asphalt
und spüre
meine Beine
nicht mehr.

Im Krankenhaus
in Perugia
wird festgestellt:

Fraktur des siebten
Brustwirbelkörpers.
Ausfall aller
Gefühlsqualitäten
unterhalb der Arme,
keine Hautsensibilität,
weder für Berührung
noch für Wärme
oder Kälte.
Bewegungsunfähigkeit.

Rippenserienfraktur
eins bis vier links,
vier bis sechs rechts.

Lungeneinblutung.

Fraktur des
Hüftgelenks rechts,
des rechten
Oberschenkels,
der Kniescheibe
und des Schienbeins.

Offene Wunden am
rechten Bein und an
beiden Armen,
Strecksehnenabriß des
kleinen Fingers rechts.

Die offenen Wunden
werden versorgt,
die Kniescheibe
wird operiert.

Entscheidung,
weitere Operationen
in Deutschland
vornehmen zu lassen,
denn
Sprachprobleme
erschweren
die Verständigung
und
das Ärzteteam
läßt erkennen,
daß
die Chancen
für
Querschnittgelähmte
in Deutschland
größer seien.

Die Chance:

50 : 50

23. August

ADAC Rettungsflug
zurück
nach Deutschland.

Hubschraubertransport
in eine
Orthopädische Klinik.

Intensivstation,
Röntgenuntersuchungen,
vorläufige Diagnose:

Die Chance,
daß die Lähmung,
von den Armen abwärts,
wieder zurückgeht,
beträgt noch
drei Prozent.
Das Rückenmark
ist zu stark geschädigt.

Die Dauer
des gesamten
Krankenhausaufenthaltes
wird voraussichtlich
fünf bis sechs Monate
betragen,
davon drei Monate
strenge Liegezeit
und anschließend
Vorbereitung
auf ein Leben
im Rollstuhl.

Chef-Visite:

Komplett gelähmt,
zwölfmal zerbrochen,
fünfmal genäht;
ein fast
zerstörtes Leben -
ein komplizierter Fall,
ein interessanter Fall.

Deswegen
wird auch
dieser Fall
bei der
Chef-Visite
in der Runde
von dreizehn Teilnehmern
gewürdigt.

Der Stationsarzt
referiert
das Krankheitsbild.
Komplikationen und
potentielle Risiken
werden diskutiert.

Man spricht
über
ihn
an seinem Bett,
in seiner Gegenwart.

Er
wird Patient genannt,
denn sein Name,
seine Individualität
spielen medizinisch
keine Rolle.

Schließlich wird
er
kurz angesprochen,
in der Arena
von dreizehn
Würdenträgern
umstanden.

Seine Perspektive
ist identisch
mit der eines Toten,
der in die Grube
hinabgelassen wird
und ein letztes
Mal sieht,
wie man
beherrscht
zu ihm hinabschaut.

Seine Frakturen
werden betrachtet
und kommentiert,
sein zerbrochener,

nackter Körper
wird allen
vorgeführt -
auch denen,
die es
nichts angeht.

Endlich,
schließlich
wird diese
entwürdigende
Vorführung
beendet.

Außer
ein paar
höflichen,
trivialen Fragen
wollten sie nichts
von ihm wissen,

und
zu sagen
hatten sie mir
schon gar nichts
in aller Öffentlichkeit.

Nicht
ein einziges
persönliches
Wort -
nicht eines.

Arbeitsteilung:

In dieser Klinik
ist zuständig für:

Inneres, Dr. A
Knochen, Dr. B
Hände, Dr. C
Visiten, Prof. D

Soziales,
Mitarbeiter a
Trauerarbeit,
Mitarbeiter b
Technische Hilfsmittel,
Mitarbeiter c

Vierundzwanzig-
Stunden-Pflege,
Schwester Nr. 1-30
Gymnastik,
Therapeutin Nr. 31-70
Niedere Arbeiten,
Helfer Nr. 71-100

Zuständig für
Tränen
ist die
Putzfrau,
denn
nur sie
hat
den dafür
richtigen
Lappen.

24 Stunden Pflege

00.50 - 01.00
Katheter öffnen
und schließen,
Martin

01.24 - 01.50
Spritze geben,
Seitenlage herstellen,
Johann, Willi und
Peter

04.05 - 04.35
Katheter öffnen
und schließen,
Rückenlage wieder
herstellen,
Johann, Willi

06.50 - 06.52
Geräte suchen,
Antonia

07.35 - 07.37
Tabletten bringen,
Elke

07.52 - 08.00
Fußboden wischen,
Antonia

08.30 - 08.32
Behandlungstermine sagen,
Petra

09.00 - 09.02
Urinflasche wechseln,
Tina

09.05 - 09.08
Spritze geben,
Kerstin

09.30 - 09.45
Seitenlagerung,
Marina, Jutta und
Eva

09.58 - 10.01
Post bringen,
Marina

10.22 - 11.03
Krankengymnastik
durchführen,
Uta

11.08 - 11.30
Wunden verbinden,
Renate, Birgit

11.30 - 11.35
Tageszeitplan besprechen,
Marina

11.35 - 11.50
beim Mittagessen helfen,
Eva, Cordula

13.00 - 13.35
Rückenlage herstellen,
Marina, Jutta,
Eva und Bernd

13.46 - 13.48
Fieberthermometer bringen,
Eva

13.56 - 13.58
Thermometer abholen,
Eva

14.05 - 14.15
Fuß mit Eis kühlen,
Uta

14.42 - 14.47
Puls und Blutdruck messen,
Ortwin

15.09 - 15.11
Messgeräte suchen,
Michael

15.40 - 16.40
Gespräch führen,
Professor

15.55 - 15.58
Fragen klären,
Dr. A. und
Frau Dr. B.

16.47 - 17.00
Seitenlagerung,
Marina, Michael,
Ortwin

17.00 - 17.36
Verbandswechsel,
Dr. A. und Marina

17.14 - 17.17
Essensfragen klären,
Michael

17.30 - 17.40
Essen bringen und
beim Essen helfen,
Michael

18.29 - 18.33
Zäpfchen stecken,
Ortwin

19.40 - 19.50
Rückenlage herstellen,
Marina, Inge

21.30 - 22.15
Körperpflege, Rückenlagerung,
Inge, Sabine, Siggi

23.10 - 23.12
Gäste entfernen,
Werner

2 x täglich:

Verbandswechsel

Einundzwanzig
examinierte Kräfte
teilen sich
diese Aufgabe -
laut Dienstplan
im täglichen Wechsel,
denn
jeder
soll sich
bei
jedem Patienten
auskennen.

Nach
vielen
Wochen
sind endlich
all meine
offenen Wunden
verheilt.

Zeit
spielt
keine
Rolle!

Oder doch?

Erst nach sieben
oder zehn Tagen
ist jeder wieder

mit dem Verbinden
an der Reihe.
Inzwischen hat sich
das Wundspektrum
verändert -
es muß
neu beurteilt,
verändert
behandelt werden.

So kommt es,
daß
der Verbandswechsel
zwischen
zehn und fünfzig
Minuten dauert.

Zeit
spielt
keine
Rolle.

Nur, wenn es
zum Verbinden
meines Rückens
erforderlich ist,
mich mit sieben
gebrochenen Rippen
auf die Seite zu drehen
und mich so zu halten,
zähle ich
jede
Sekunde.

Nebenwirkung:

Es ist erreicht:
Die Organisation
funktioniert perfekt!

Täglich kommen
im Durchschnitt
achtundzwanzig
verschiedene Mitarbeiter
ans Bett des Patienten.

Täglich wechseln
viele Gesichter -
nach vier Wochen
sind es bereits
sechsundneunzig
verschiedene Menschen,
die Hand anlegten.

Diese Arbeitsteilung,
verbunden mit dem
Rotationsprinzip
der Mitarbeiter,
gewährleistet den
reibungslosen,
störungsfreien Betrieb.

Irgendwelche Nachteile
bekannt?
Nein, eigentlich nicht -
nur gelegentlich
ist die völlige Vereisung
eines Herzens
zu beobachten.

Wie wär's ...

mit vollautomatischen
Diagnose-Kabinen -
so selbstverständlich,
wie Telefonzellen?

Eintreten,
Türe schließen,
entkleiden.

Geschlechts-,
Größen- und
Altersbestimmung
durch
freundliche Photolinse.
Gewichtsmessung
durch
sensiblen Teppich.

Den linken Arm in
behutsame Röhre
stecken -
Blutdruck,
Puls und
Temperatur
werden festgestellt.

Den rechten Arm auf
kontaktfreudige Schiene
legen -
Blutentnahme
mit sofortiger
Laborauswertung.

Einmal in dieses
aufmerksame Mikrophon
husten - Lungentest.

Im Kopf
alles in Ordnung?
Gehirnstrom-Analyse in
gütigem Jet-Helm.

Stuhlprobe?
Einfach
füllen lassen!

Nach nur drei Minuten
erfolgt die
Computer-Diagnose
einschließlich

Rezept für
die Apotheke,

Berechnung der
Rest-Lebenserwartung
für die Versicherung,

Beurteilung Ihrer
Leistungsfähigkeit
für die Bank.

Verabschiedet werden Sie
herzlich mit Ihrem
warmen Händedruck, denn
die Türklinke hat 36,7 Grad.

Abschied

Sie läßt sich
kaum erschlagen, -
die Erinnerung
an den Doktor ...

Körperhaltung,
Gesichtsausdruck,
Bewegung und
Hautfärbung
erzählten ihm Bände,
denn
er schaute noch hin.

Stimmkraft und
-färbung
ließen ihn aufhorchen,
und
wenn es ernst war,
nahm er sich die Zeit,
um zuzuhören.

Selbst Berührungen
scheute er nicht,
wenn es galt,
mit den Händen
letzte Sicherheit
im Urteil zu gewinnen.

Hier und heute
zählen weder
Arzt noch Patient.

Es gibt,
es braucht
fast
nur noch
Ingenieure
für
die richtige
Interpretation
von
Röntgenbildern,
Schichtaufnahmen,
Echolot,
EEG,
EKG
und
Labordaten.

Gewiß,
die Qualität
der Organ-Versorgung
ist gestiegen -
nur,
nur der Lebenswille
kann sich inzwischen
fast unbemerkt
verabschieden,
denn
Diagnose und Therapie
sind nahezu
be-
rührungslos.

Klinische Werte:

Priorität I

Medizinisch-technische
Effektivität.

Priorität II

Wirtschaftlichkeit,
Kostensenkung
zu Lasten

räumlich-technischer
Ausstattung,

des Personals,

der Patienten.

Priorität III

Organisatorische
Perfektion,
reibungslose
Arbeitsabläufe.

Priorität IV

Motivation des
schlecht bezahlten
Pflegepersonals.

Priorität V

Richtig!
Der Patient.

Der kleine Unterschied:

Tränen
eines Menschen
berühren -
sie führen zu
Aufmerksamkeit,
Zuwendung
und oft auch
zu einem
verstehenden Gespräch.

Tränen
eines Patienten
verstimmen,
konfrontieren sie doch
mit den Grenzen
der eigenen
Fähigkeiten;
überfordern sie
doch nur zu oft
die eigenen
seelischen Kräfte.

Die Konsequenz
im besten Fall:

Schweigen.

(Oder
das Angebot
einer Spritze.)

Lachend ...

kamen sie
morgens um vier Uhr
ins Zimmer.
Fünf Helfer,
noch neu,
jung
und
fröhlich.

"Entlasten"
heißt es
in der Fachsprache,
wenn Patienten
im
Drei-Stunden-Rhythmus
hochgehoben werden,
damit
sie sich
nicht wund liegen.

Sie erzählen
sich Witze
während
des Anhebens
und
möchten sich
vor
lauter Lachen
am
liebsten
ausschütten.

Prustend
drücken sie dabei
meinen Brustkorb
so zusammen,
daß sich
meine Tränen
überstürzen -
bis ich
das Bewußtsein
verliere.

Niemand
hatte
ihnen gesagt,
daß auch
sieben Rippen
gebrochen sind.

Sie
merkten
es nicht einmal
und
verließen
den Raum,
als ich
wieder zu mir kam,
um den
nächsten Patienten
zu "entlasten" -
immer
noch
lachend.

Grenzen:

Kreislauf,
Atmung,
Muskel- und
Gelenksfunktionen
werden täglich
zweimal eine Stunde
trainiert.

Am Wochenende
fällt diese
Krankengymnastik
aus.

Nur zu
Frischverletzten
kommt
der Bereitschaftsdienst
und tut
das Notwendigste
für Atmung
und Kreislauf.

Meine Frage
an einem Sonntag:
"Könnten Sie bitte
 auch etwas für
 meine schmerzende Schulter
 tun?"
wird klar beantwortet:

"Das gehört
 nicht
 zu meiner Bereitschaft!"

Pflege im Akkord

Wenn von
acht Mitarbeitern
einer Schicht
nur drei
zum Dienst erscheinen,
dann geht das so:

Die Tür platzt auf,
Zeit zum Anklopfen
ist nicht.

"Wir kommen zum Drehen!"
Zeit für einen Morgengruß
ist nicht.

Wie ein Stück Holz
wird der Patient vom Rücken
auf die Seite gedreht.
Zeit für Behutsamkeit
ist nicht.

Die Spritze
wird abgedrückt
wie eine Pistole.
Dreißig Sekunden,
wie sonst,
gibt es nicht.

"Noch einen Wunsch?"

Zeit
für eine Antwort
bleibt nicht.

Laut nachgedacht ...

hat ein
Assistenzarzt,
nachdem er
meine Persönlichkeit
als
hoch differenziert
eingestuft hat:

"Im ersten Augenblick
dachte ich -
an Ihrer Stelle
würde ich mir
die letzte Spritze
verpassen.

Aber dann,
im zweiten Moment,
wurde mir klar,
daß ja auch ich -
an Ihrer Stelle-
recht gute Karten hätte!

Denn
auch Sie
sind ja
differenziert
und lieben doch
Champagner
und
schöne Frauen -
oder?"

Stellen Sie sich vor ...

an einem
einzigen Tag
Ihres Lebens
würde
durch einen Unfall
entschieden:

Ihre Ehe
wird fragwürdig,
denn Sie sind
nicht mehr
partnerschaftsfähig.

Sie werden
fristlos entlassen,
denn Sie sind
nicht mehr
leistungsfähig.

Ihr Zuhause,
Ihre Wohnung
wird gekündigt,
denn Sie schaffen
die Treppen
nicht mehr.

Ihre Zukunftspläne
werden annulliert,
denn Sie sind
untauglich geworden.

Tanz und Sport
gibt es nicht mehr
für Sie,
denn Sie sind
bewegungs-unfähig.

Keine Versicherung
nimmt Sie mehr an,
denn an Ihnen
gibt es
nichts mehr
zu versichern.

Ihre Umgebung
zieht sich zurück,
denn
Unglück steckt an.

Und
während Sie dann
im Trümmerhaufen
Ihres Lebens
nach
erhaltenswerten Resten
suchen,
kommt einer
und will Ihnen
das Rauchen
verbieten -
wegen
Ihrer
Gesundheit.

Einführung ...

neuer Mitarbeiter *
durch
die Klinikpsychologin:

"Vermeiden Sie
persönliche,
private Kontakte
zu Patienten,
denn Sie können
die Konsequenzen
weder übersehen
noch verantworten!

Wenn Sie sich
dennoch
darauf einlassen,
dann können
Sie sie
gleich mit nach Hause
nehmen.

Halten Sie Distanz!
Nur so können Sie
verhindern, daß Sie
für sexuelle Experimente
mißbraucht werden."

*
(Berichtete mir eine neue Praktikantin, nachdem sie Vertrauen gefaßt hatte.)

Flurkonferenz:

Viele Schritte
nähern sich,
halten
vor meiner Tür.

Gemurmel,
Stimmengewirr und
einzelne Wortfetzen
dringen
in mein Zimmer.

Es dauert
und
dauert.
Meine Angst
wächst
und wächst.
Ist es so ernst?

Nach
endlosen Minuten
öffnet sich die Tür
und zwölf Mann
kommen in
mein Zimmer -
maskiert
mit professioneller
Fröhlichkeit,
grenzenlosem
Optimismus -
und setzen,
an meinem Bett,
ihre Diskussion fort,

so, als wäre ich
gar nicht da.

Ich interveniere:

"Könnten Sie
Ihre Gespräche
über mich
auf dem Flur
nicht von Anfang an
auch hier,
in meinem Zimmer,
mit mir führen,
so daß
auch ich erfahre,
wie es wirklich
um mich steht?"

Gereizt, kühl,
die Antwort
des Professors:

"Sie müssen mir
schon das Recht
zugestehen, mich von
meinen Mitarbeitern
informieren zu lassen!"

Dann setzen sie
ihre Beratungen
über mich
hinweg
fort.

Absender:

Tel.: (................) ....
Vorwahl Rufnummer

....

....

....
(Straße, Hausnummer / Postfach)

....
(Postleitzahl) (Ort)

1.--

Postkarte

CK-Verlag Claudio Kürten
Arabellastraße 5 (Apt. 1527)

81925 München

Telefon/Fax: 089-919887

Bitte schicken Sie mir/uns an umseitige Anschrift:

.... Exemplar(e) des Buches **Unerhörte Patienten-Wünsche** von Claudio Kürten, ISBN 3-924344-04-3, EUR 10,23

.... Exemplar(e) des Buches **Texte zur Patienten-Wirklichkeit** von Claudio Kürten, ISBN 3-924344-01-9, EUR 10,23

.... Exemplar(e) des Buches **Erfolgreich behandeln - armselig sterben** - Macht und Ohnmacht im Krankenhaus und Heim
Herausgeber: Klaus Dörner/Claudio Kürten, EUR 11,76

Datum: ....

....
(Unterschrift)

Deutlicher:

Jeden
Montag und Donnerstag
kommen sie
zur Besichtigung
des Patienten-Gutes,
Visite genannt.

Dreizehn
Würdenträger,
angetan mit den
schneeweißen
Rüstungen
ihrer
fachlichen Kompetenz
und
formalen Autorität.

Einer
zelebriert
das Ritual,
zwei sekundieren.
Und der Rest?

Schaut gelangweilt
zum Fenster hinaus,

vertieft sich
ins Privatgespräch

oder

erzählt flüsternd
die neuesten Witze.

Freundlich,

fröhlich,
ein bißchen
zu laut -
der Pfleger
zur Begrüßung:

"Ja,
wen haben wir
denn da?
Ich bin
der Jochen,
und wie heißt
Du?"

Erschrocken,
unsicher,
ein bißchen
zu leise -
antworte ich:

"Ich heiße
Claudio Kürten
und bin
achtunddreißig
Jahre alt."

Keimfrei

sind hier
nicht nur
Verbände
und
Fußböden.

Auch
der Kontakt
zum Patienten
kann
polarähnliche
Fruchtbarkeit
erreichen.

Nein,
so ist dieses
Stimmungsbild
noch
unvollständig:

Einmal,
vor
fast zwei Monaten
riskierte
eine Schwestern-Schülerin
doch
tatsächlich ein
tröstliches Streicheln -
als die Kollegen
gerade wegschauten.

Ich wünschte mir ...

ein Schild
für meine Tür
mit der Aufschrift:

"Bitte nicht stören,
habe Besuch!"

sage ich
zur Stationsschwester
am Nachmittag,
während sie
meine Verbände
wechselt.

"Privatstunden
für Patienten
würden nur zu
Ausschweifungen
führen!"

kommt die empörte
Antwort.

"So, jetzt muß ich
mich aber beeilen;
meine Familie
wartet schon auf mich!"

meint sie,
packt ihre Sachen ein
und verabschiedet sich
fröhlich -
"Bis morgen dann!"

Amtsanmaßung

Das Therapie-Ziel
ist klar:

Maximale Rehabilitation
mit
minimalem Zeitaufwand.

Deswegen
sind Bewegungs-Hilfsmittel
nur sparsam einzusetzen,
denn der Patient
könnte sich dran
gewöhnen
und sie später
beibehalten.

Deswegen
soll der Patient
durch die
Zwangsgemeinschaft
mit anderen
frühzeitig lernen,
sein Schicksal
zu akzeptieren.

Deswegen
wird der Kontakt
des Patienten
zu Angehörigen
im Rahmen
pädagogisch gesteckter
Grenzen gehalten.
(Die ... helfen zu viel.)

Lebens-Lichter

Es scheint
wie ein Wunder,

daß trotz
fast völliger
Lähmung

noch Funken
von Lebensfreude
geblieben sind.

Im
abendlichen Gespräch
mit Freunden

flackert sogar
gelegentlich
die Lebenslust.

Bis schließlich
ein Pfleger
auf leisen Sohlen
mit
lauter Hausordnung
kommt,
den Freund
des Hauses verweist
und
das
Licht
löscht.

Schock-Therapie

Selbständigkeit und
Lebensbejahung
sind wiederherzustellen.

Grundsätze:

In Massenquartieren
erledigen sich
seelische Probleme
von selbst.

Der Patient hat nachts
in Bauchlage zu verbleiben,
bis er sich ohne Hilfe
drehen und verletzungsfrei
lagern kann.

Nur ein Mensch,
der die Hosen
gestrichen voll hat,
wird sich
diszipliniert
um die Kontrolle
seiner gelähmten Organe
bemühen;
hygienische Hilfsmittel
sind deswegen
nur sparsam
anzubieten.

Die
erste Erfahrung
sollte
ein Patient
mit dem
ältesten Rollstuhl,
am besten
drei Nummern
zu klein,
ohne Armlehnen
machen -
das stärkt
die Kondition
und
motiviert
zu aufrechter
Lebenshaltung.

Jede Ähnlichkeit
mit dem
preußischen
Prinzip:

"Erst
zerbrechen
und dann
wieder
ordentlich
aufbauen"

ist zufällig.

Nur die Vögel?

Einige Vögel,
so heißt es,
vergessen
beim Bau
ihrer Nester
den Boden.

Hier bringen sie
das Essen
oft ohne Besteck
oder lassen
den heißersehnten
Frühstückskaffee
dampfend
in unerreichbarer
Nähe stehen.

Und wenn sich
beim schmerzhaften
Verbinden
ein Stöhnen
oder Wimmern
doch einmal
nicht
unterdrücken läßt,
dann
pfeifen sie
ein
Liedchen.

* Anschließend,
draußen vor der Tür
und auf der
Stationsbesprechung,
imitieren sie
nicht Vogelstimmen,
sondern karikieren
die Schmerzenslaute
ihrer Patienten.

Und der Arzt,
Stationsarzt?
Der lacht auch.

** (Erzählte mir an einem Nachmittag nach einer solchen Stationsbesprechung, eine Krankenschwester bedrückt. Beide, sowohl der Arzt wie auch die Schwester arbeiten nicht mehr in dieser Klinik.)*

Gebet:

Wenn es Dich
überhaupt gibt,
dann
hilf mir,
bitte hilf mir!

Ich kann
meinen Kopf
und meine Arme
noch bewegen,
aber alles andere
spüre ich
nicht mehr.

Ich rauche viel
und lebe
fast nur noch
von Kaffee
und Zigaretten.

Angst
vor dem Tod
habe ich nicht.

Angst
habe ich
nur noch vor
Hilfe.

Behüte mich
vor der Berührung
durch Ärzte,
die über

meine Schmerzen,
meine Tränen
lachen,
Tränen
lachen.

Bewahre mich
vor der Berührung
von Pflegern
und Schwestern,
die mich
als Fall
streng
nach
Vorschrift
behandeln.

Wenn's mit mir
soweit ist,
dann sorge dafür,
daß mich
niemand bemerkt,
wenn ich mich
auf den Weg mache
zu Dir -
in einer Winternacht
im warmen Schnee.

Fehl-Diagnose

Der programmierte
Konflikt:

Schmerzfreiheit
für den Patienten,

Drogenabhängigkeit
vermeiden -
aus der Sicht
des Arztes.

Es führt
kein Weg vorbei -
an der Notwendigkeit,
die Intensität
von Schmerzen
zu beurteilen.

Urteilskriterien:

Schmerzursache
und bekannte
Auswirkungen.

Schmerz-Symptome
wie
Schweiß auf der Stirn,
Gesichtsausdruck,
Körperhaltung,
Schmerzenslaute.

Hinzu gehört auch
die Beurteilung

der Persönlichkeit
des Patienten:
Gehört er zu
den Wehleidigen
oder
zu den Starken?

Das Urteil
ist gefällt.
Der Stationsarzt steht
an meiner Balkontür
und doziert:

"Bei einer echten
Blasenkolik
würden Sie hier
vom Balkon springen!"

Womit, wie
sollte ich springen?

Ich erhalte
gerade so viel,
daß ich nicht mehr
schreie,
denn laut Urteil
gehöre ich nicht
zu den Helden.

(Wenige Tage später wurden Steine in meiner Blase entdeckt und operativ entfernt, unter Narkose.)

Nein,

um Himmels willen
nein,
nicht,
nicht wach,
wieder wach werden
auf dieser
Kontrollstation
nach der Operation!

Ein unvorsichtiger Blick:
Alles bewegt sich
so merkwürdig -
wie weiße Maden
in einer Schachtel.
Sind es zwanzig
oder dreißig,
die hier gleichzeitig
ihre Narkose ausschlafen?

Weg,
weg hier,
weit weg,
zurück,
bloß zurück
ins behütende Nichts!
Kalt,
eiskalt ist es hier
und zugig
wie auf einer
U-Bahn-Station.

Und laut ist es hier.
Pausenlos
öffnen und schließen
sich rumpelnd
Schiebetüren.

Qualvolles Stöhnen
rechts
kommentiert
eine Schwester
so herzlich
wie eine Glasscherbe:
"Der übt wohl
den Urschrei!"

Links
helle Aufregung:
Ein Herzschrittmacher
spinnt.

Welch ein Fortschritt
im rationellen
Patienten-Recycling!

Da sind ja
die Hühner
in ihren Legebatterien
zu beneiden -
wird doch
die Intimität ihres Elends
wenigstens
durch einen Drahtkäfig
geschützt.

Proportionen:

Sorgfältig,
monatelang,
werde ich
auf die Operation
meines mehrfach
gebrochenen Beines
vorbereitet,
eingestimmt.

Inzwischen
hat sich
die Natur
selbst geholfen -
verdreht und
angeknickt zwar,
aber alles
ist irgendwie wieder
zusammengewachsen.

Dann,
endlich,
nach fast
drei Monaten
ist der
entscheidende Tag
gekommen:

Der Chirurg
erscheint,
um einen
Operations-Termin
festzulegen.

Er betrachtet,
bewegt mein Bein
und
entscheidet dann:

"Da machen wir
gar nichts -
das reicht so
für den Rollstuhl."

Nach nur
zwei Minuten
entfernt er sich
mit
federnden Schritten.

(So erfuhr ich das endgültige Urteil:
Rollstuhl, lebenslänglich.)

Ein Uhr nachts,

22. Dezember

Ich lese noch.
Ohne anzuklopfen
öffnet ein Pfleger
meine Tür
und kündigt
die Infusion an.

Grußlos betritt
ein Arzt
mein Zimmer.

"Guten Abend,
mein Name ist
Claudio Kürten -
wie heißen Sie?"

frage ich.

"Ich bin der
diensthabende Arzt"
kommt es zurück.

"Bitte
geben Sie mir
die Infusion
in eine Fußvene!"

"Ungern, sehr ungern!
Sind denn
Ihre Armvenen
so schlecht?"

"Nein,
aber ich habe
in den vergangenen
Monaten schon
fast dreihundert
Spritzen bekommen,
und am Fuß
spüre ich nichts mehr,
deswegen."

"Lassen Sie mich
Ihre Armvenen
doch einmal sehen!"

"Natürlich,
Sie können sie
gern anschauen -
dennoch
bitte ich Sie,
die Infusion
am Fuß vorzunehmen."

Nimmt Stauschlauch
für den rechten Arm,
betrachtet
die gut sichtbar
werdende Vene,
will
ganz selbstverständlich
die Infusion vornehmen.

"Sie können sich
diese Vene

ruhig anschauen,
aber
spritzen werden Sie
dort nicht!"

"Jetzt werd' ich
aber wütend!"

kommt es
mühsam beherrscht
zurück.

"Wir wollen doch
das Risiko
so klein wie möglich
halten!"

"Wir
wollen gar nichts!
Sie
wollen das.
Ich will das Risiko
nicht klein halten.
Mich interessiert
das Risiko nicht!"

Springt auf,
schaut zum Pfleger,
dann wieder zu mir:

"Durch Infusionen
in die Fußvene
riskieren wir

eine Thrombose -
wissen Sie das?"

"Ja."

"Daran können Sie
sterben!"

"Ja, auch das
weiß ich -
ich bin mir auch
gar nicht sicher,
ob ich überhaupt
noch leben will!

Deswegen nehmen
Sie jetzt bitte
meine Fußvene
oder lassen Sie's
ganz bleiben!"

"Pfleger,"
schreit er,
nun außer sich,
"schreiben Sie
ins Protokoll:
Patient verweigert
Kurzinfusion über
die rechte Armvene."

Mühelos findet er
eine brauchbare
Fußvene.

Entmündigung

Schweigend
liest ein Pfleger
diese Texte
an der Wand
meines Zimmers.

Wortlos
wendet er sich ab
und will
mein Zimmer
verlassen.

"Warum sagen Sie
nichts dazu?"

frage ich ihn,

"Sie machen ein
so zorniges Gesicht!"

Die
präzise
Antwort:

"Solange Sie liegen,
sind Sie
kein Gesprächspartner
für mich!"

Schwarzmarkt

Jedes
autoritäre System
hat ihn.

Gesetze,
Gebote,
Verbote,
Anordnungen
und
Hausordnungen
bringen ihn
zum Blühen.

Die Ware:

Vom Klinikpersonal
wird vermarktet:

Die verbotene Zigarette,
zusätzliches Duschen,
verlängerte Besuchszeit.

Die Währung?

Die Patienten
zahlen mit

Schweigsamkeit,
Duldsamkeit,
Gehorsamkeit.

Der Verdacht,

daß dieser
liebevoll gedeckte
Abendbrot-Tisch

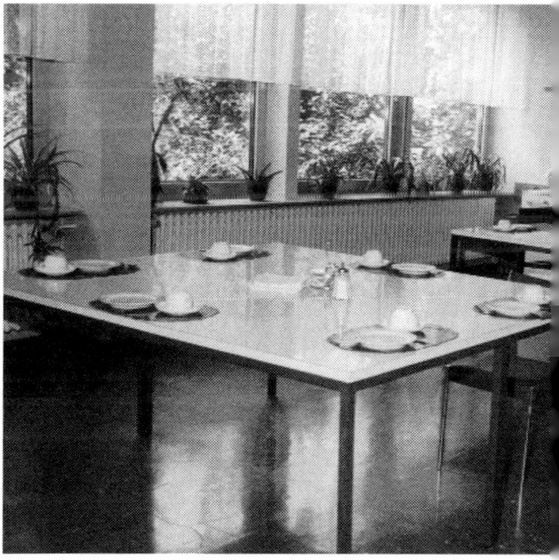

nach dem Essen
vom Personal
mit dem Gartenschlauch
gereinigt wird,
hat sich nicht bestätigt.

Der ...

Um 22.30 Uhr -
Nachtschwester (27)
zur Kollegin (24):

"Ich war gerade
auf der Neun
(6 Betten)
bei ... (73)."

"Ja, und?"

"Der
klingelte schon
zum zweiten Mal;
er will seine
Schlaftablette."

"Vorhin habe ich
ihm doch gesagt,
er müsse noch warten!"

"Das habe ich
ihm auch gesagt,
aber
er will
jetzt schon
schlafen."

"Dann soll er
die Augen
zumachen!"

Nur ein Wort?

Zu
den Mahlzeiten
bekommt
der Patient
ein Tuch -
sie nennen
es hier
nicht

Serviette,

sondern

Schlabberlatz.

Um 17.30 Uhr ...

wünscht mir
der Pfleger
eine
"gute Nacht",
denn
das Abendessen
ist abgeräumt
und
seine Schicht
endet.

Nach 20.00 Uhr
wird
keinem Patienten
mehr
aus dem Bett geholfen,
denn
Nachtruhe
ist angesagt.

Wenn endlich,
nach vielen Monaten,
Ausgang
wieder
möglich wird,
droht
der Pfleger
sofort
mit
"vorzeitigem Klinik-Verweis"
bei Rückkehr
nach
22.00 Uhr.

Der Taxifahrer ...

zu mir,
nach einem
scheuen Seitenblick:

"Also,
es wäre ja schon
besser gewesen,
Sie wären
gleich draufgegangen!

Dann hätten
Sie
es jetzt
nicht
so schwer,
Ihre Angehörigen
hätten
nur einmal
getrauert,
und
für
Ihre Versicherung -
für die wär's
auch
billiger
geworden!"

*(Bei meiner zweiten Fahrt
in die Stadt.)*

Ein Alter ...

an
zwei Krücken,
begleitet
von einer
jungen Schwester
auf dem Flur:

Langsam,
konzentriert,
ganz behutsam
setzt er
einen Fuß
vor den anderen.

"Gegenverkehr!"

Die Schwester
dirigiert
ihren Alten
an die Seite.

Er wird unsicher,
taumelt,
schlägt
mit dem Gesicht
an die Wand.

Die Schwester,
nun hinter ihm,
aufmunternd:

"Husch, husch
ins Bett!"

Die Würde ...

des Menschen
ist unantastbar.
Sie zu achten
und zu schützen
ist Verpflichtung
aller ...
(Grundgesetz, Art. 1)

Alle Türen stehen offen
im Zentrum
dieser Station,
dem Dusch- und Waschraum -
mit dem Eingang
sind es sechs.

Links
erfaßt das Auge
zwei Betten -
dort wird gefrühstückt
und verbunden.

Geradeaus
geben drei
nebeneinander liegende
offene Türen
den Blick frei
auf zwei Toiletten
und den Raum
für Schmutzwäsche -
mit
heruntergelassenen Hosen
besitzt ein Patient
gerade seine Schüssel.

Rechts
zeigt die
geöffnete Tür
einen Ausschnitt
vom Sechsbettzimmer -
einem Patienten
wird beim Abführen
geholfen,
ein anderer
kathetert sich.

An zwei
nebeneinander liegenden
Waschbecken
erfolgt
Zähneputzen und
Morgenrasur.

Hinter dem
nur halb zugezogenen
Duschvorhang
wird ein
nackter Patient,
auf einer Gondel liegend,
vom Pfleger gewaschen.

Alles
gleichzeitig -
zu sehen,
zu hören und
zu riechen.

"Bumms, ...

da
liegst du wieder!"

kommentiert
die
junge
Krankengymnastin
lachend
den
mißglückten Versuch
ihres
vierundsechzigjährigen
Patienten,
sich
aufzurichten.

Endgültig öffentlich ...

wird
das Leben,
das Innenleben
und
das Elend
der Patienten
in diesem Saal
für Krankengymnastik:

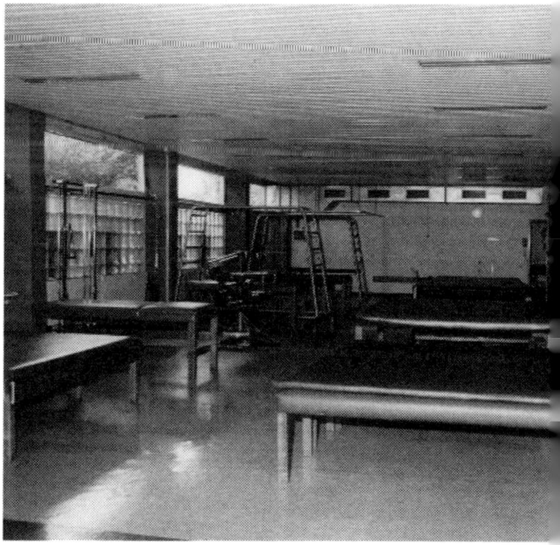

Auf diesen
fünf Doppel- und
sechs Einzelbehandlungs-
Liegen
werden gleichzeitig
bis zu sechzehn Patienten
behandelt.

Mittwochs
erfolgt regelmäßig
die Visite.

Begleitet
von all seinen
Gehilfen
geht der Professor
von Patient
zu Patient,
beobachtet
den aktuellen Stand
der Therapie
und
erkundigt sich

nach
dem seelischen Befinden,

nach
Darm- und Blasenfunktion,

und

nach
Zukunftplänen.

Alle können
zusehen und zuhören -
oft auch noch
Schülerinnen,
Praktikantinnen und
Besucher.

Voneinander lernen

und
gegenseitige Ermutigung -
so lauten die
pädagogischen Ziele,
die mit
der Krankengymnastik
in der Gruppe,
in diesem Saal
verfolgt werden.

Drüben
schreit einer bei
fast jeder Bewegung -
denn
seine Haut spannt;
vom Blitz getroffen
hat er großflächige
Brandwunden.

Nebenan
weint einer
lautlos -
lautlos,
weil
seine Stimmbänder
zerstört sind.
Noch nicht einmal
die Hände
kann er
vor's Gesicht nehmen,
denn
sie gehorchen
ihm nicht mehr.

Mein
Nachbar,
auf der
gleichen
Doppelbehandlungs-Liege
bricht
die Therapie ab,
denn
sein gelähmter Darm
hat sich
spontan geleert.

Lernen? Ermutigung?

Davonlaufen?

Mich

tragen

doch

meine

Füße

auch

nicht

mehr.

Neue Welt:

Nach erfolgreichem
Abschluß
des Klinikaufenthaltes
kann man
gleich nebenan
im
Reha(bilitations)-Zentrum
einen neuen Beruf erlernen.

Nachts
wird die Stille
so manches Mal
von den Schreien
Alpträumender
zerrissen.

Häufig
weht der Wind
das Gejohle
Sturzbetrunkener
herüber.

Nicht zu überhören
ist die Disco-Musik,
die mit
einhundertundzwanzig Watt
neues Leben in
die gelähmten Herzen
fetzt -
dazu
wird der Takt geschlagen -
auf dem Tisch
mit dem Kopf.

Perspektive:

"Diesen Rollstuhl
können Sie
in allen Farben
bekommen -
auch in metallic,
passend
zu Ihrem Auto."

"... und
mit diesem
Sportmodell
werden Sie
schneller sein
als
ein
Mensch."

Hilfsmittel ...

heißt
das folgende Gedicht
in
drei
Bildern
aus meinem
Klink-Bad:

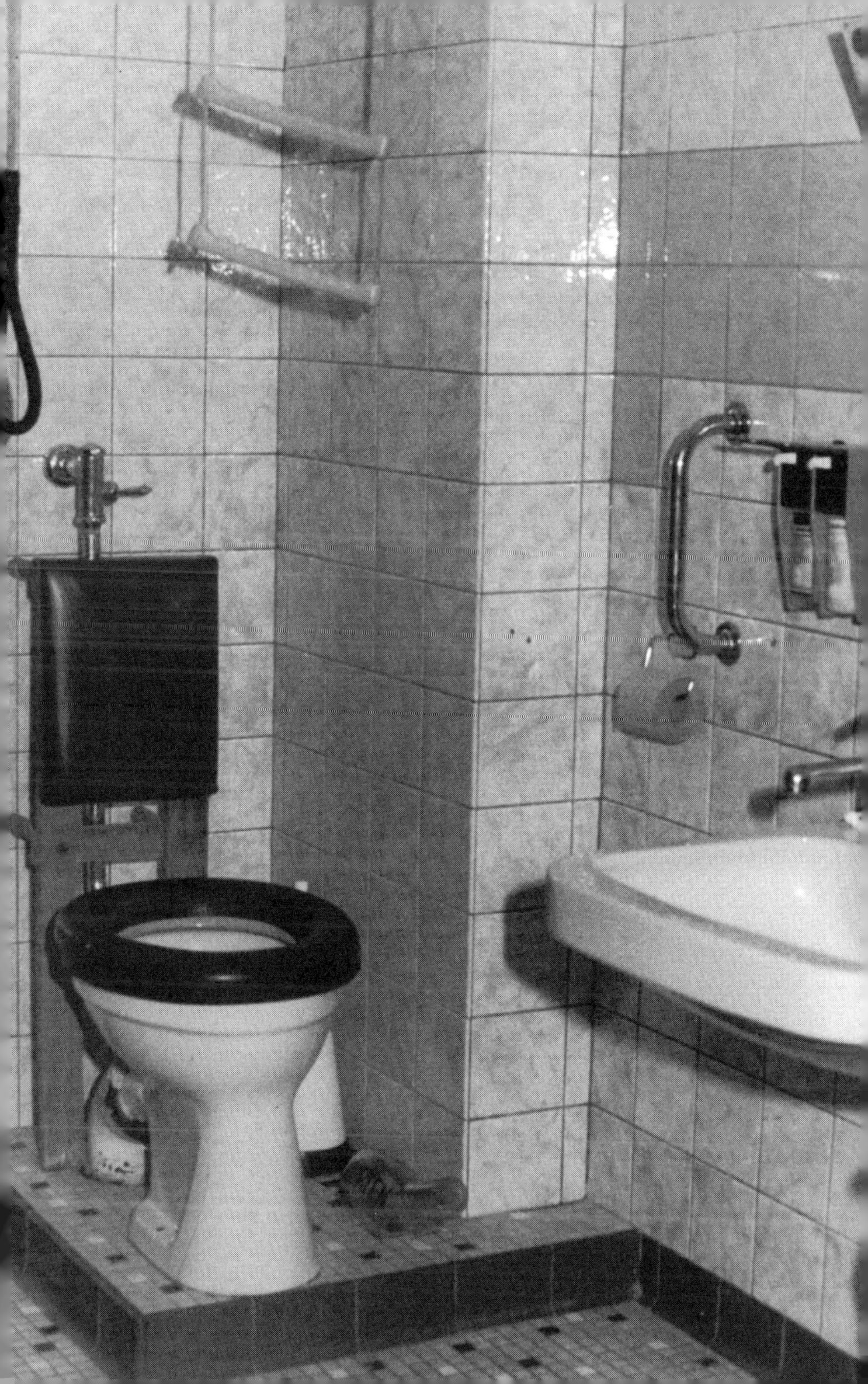

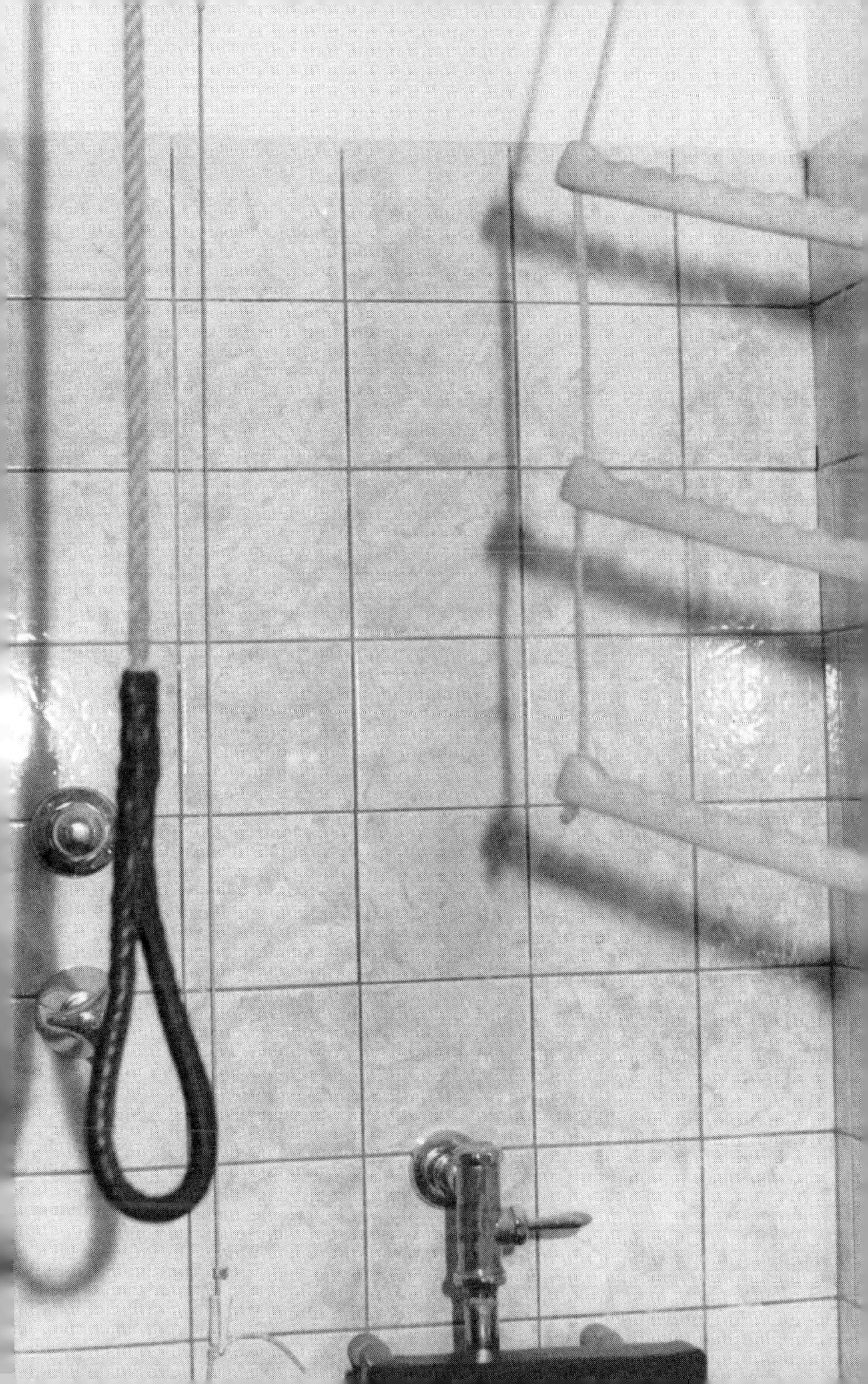

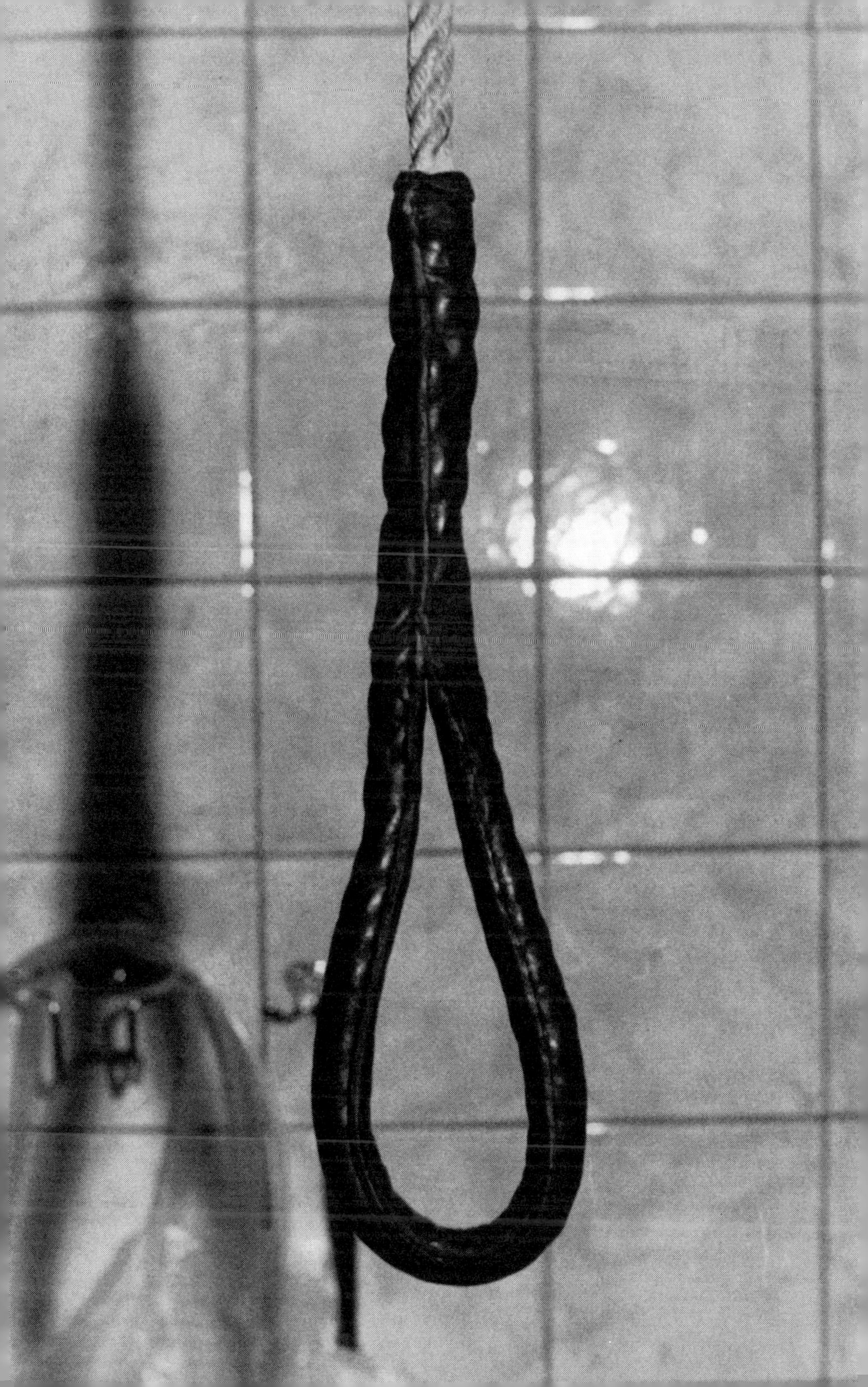

Mit dem Skalpell:

Klärende Worte
des Professors
nach der Lektüre
dieser Texte:

"Ihre Seelenpein
ist uns bekannt.
Einen Anspruch
auf Interesse
und Anteilnahme
haben Sie nicht -
dafür
zuständig ist,
wenn überhaupt jemand,
der
Klinikpfarrer.

Laut Vertrag
haben Sie
Anspruch
auf unsere
medizinische Leistung.

Ich bin
zu der Auffassung
gelangt,
daß Sie mehr
auch nicht verdienen.

Mehr
sind Sie
nicht
wert."

Wirtschaftlich ...

Beim
Entlassungsgespräch
berühren wir,
ein Arzt
und ich,
auch Selbstmordfragen:

"Wenn uns ein Patient
mit solchen Gedanken
konfrontiert,
erkläre ich ihm,
daß ich meine Aufgabe
nicht darin sehe,
über Leben oder Tod
zu entscheiden,
sondern darin,
ihm zu zeigen,
welches Leben trotz
aller Einschränkungen
noch möglich ist,
so daß er die Wahl hat
und sich entscheiden kann.

Ich gehe sogar so weit
zu sagen, daß wenn
sich ein Patient
doch das Leben nimmt,
nach so vielen Monaten
Intensiv-Pflege,
daß das viele Geld dafür
dennoch nicht
zum Fenster
hinausgeworfen war."

Stille

Hier gibt es
wie nirgendwo sonst
viele Qualitäten
von Stille:

Die Stille
im Körper der Patienten.

Die Stille, die einkehrt,
wenn die Ärzte
mit ihrem Latein
am Ende sind.

Die Stille
im erloschenen Gesicht
so manch einer Schwester,
eines Pflegers,
der unempfindlich
für sich selbst und andere
nur noch funktioniert.

Das hilflose Schweigen,
wenn es um den
freiwilligen Abschied
vom Leben geht.

Die Stille
auf den Stationen,
denn
den meisten Patienten,
auch mir,
fehlt der Atem
zum Schrei!

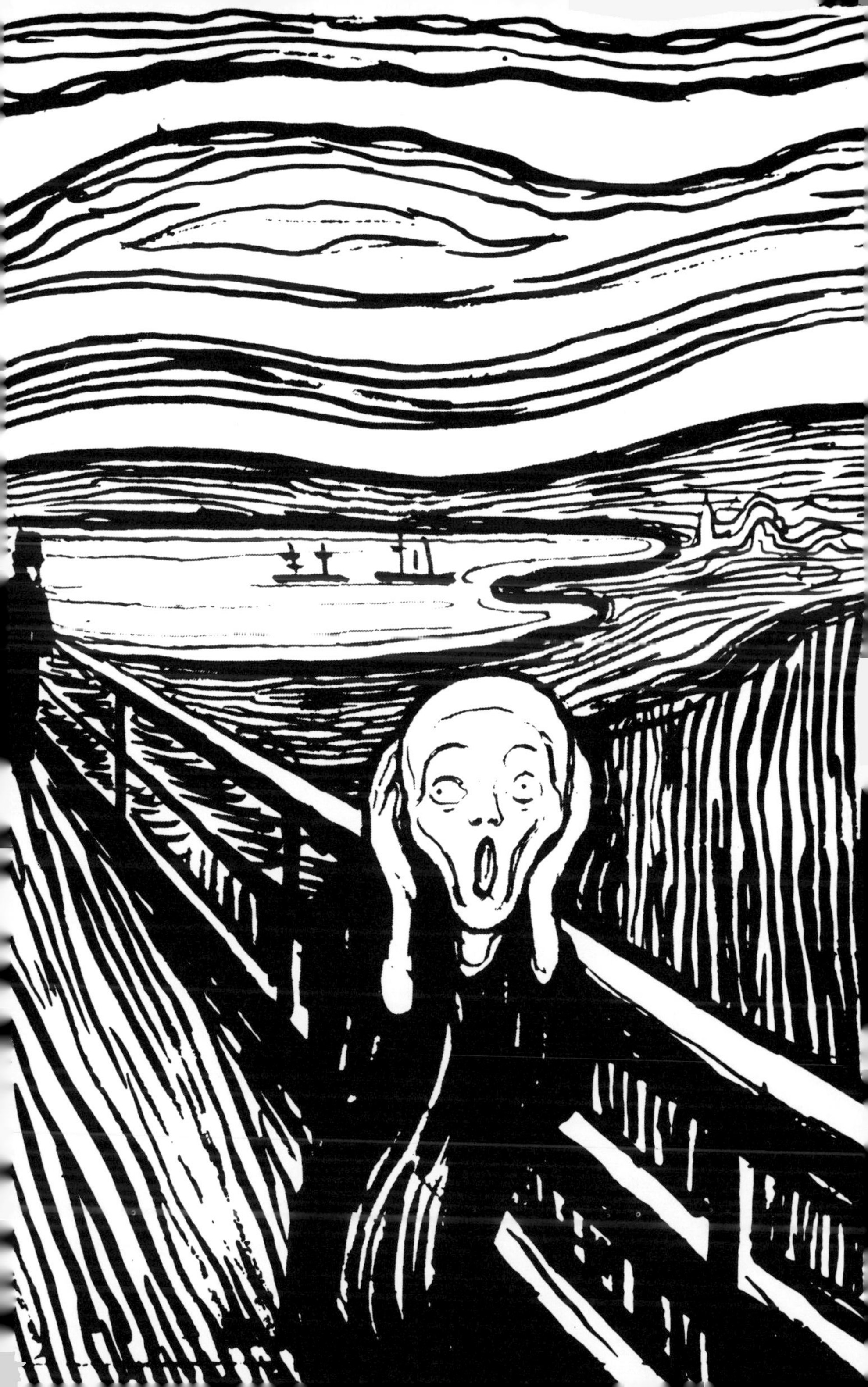

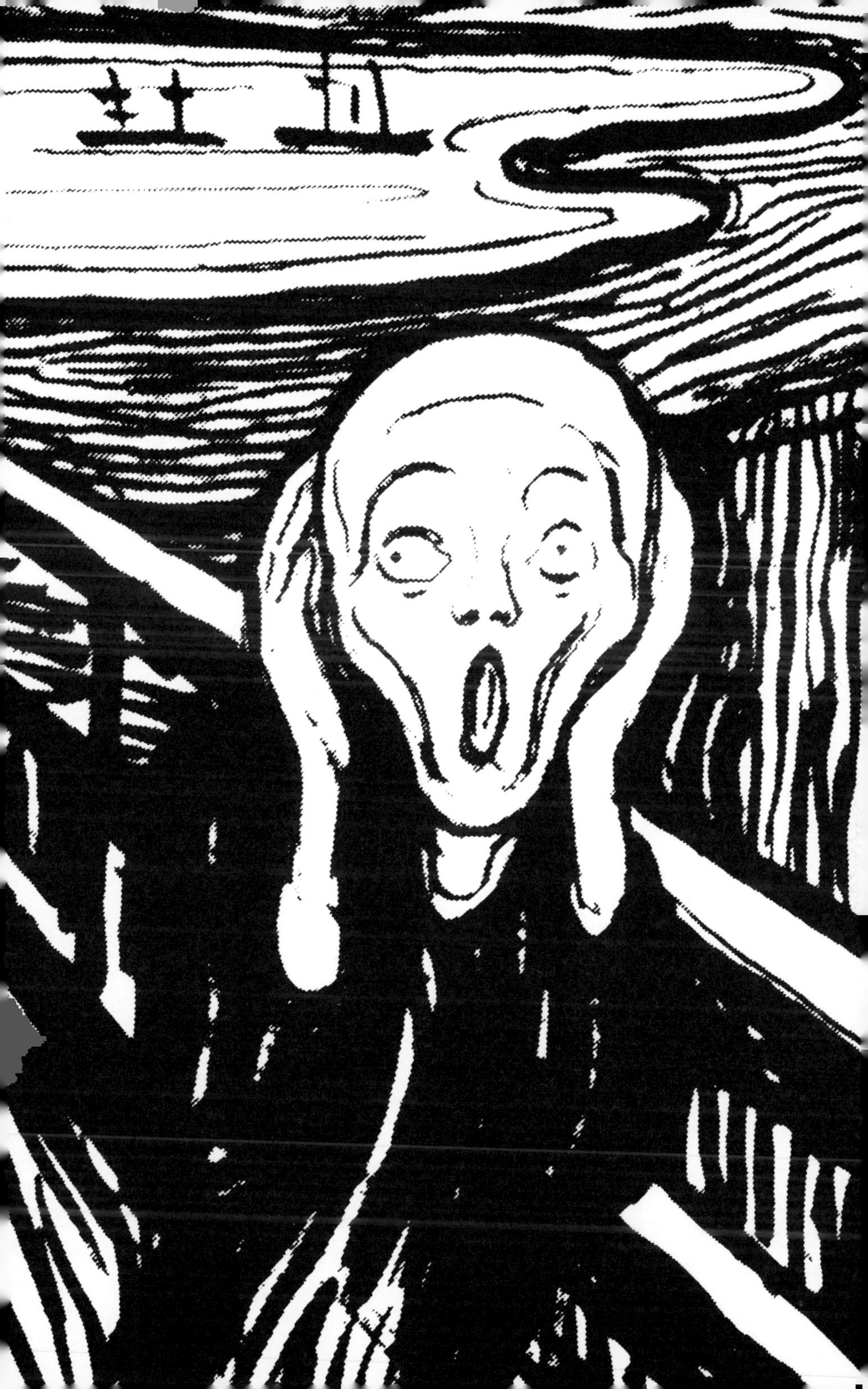

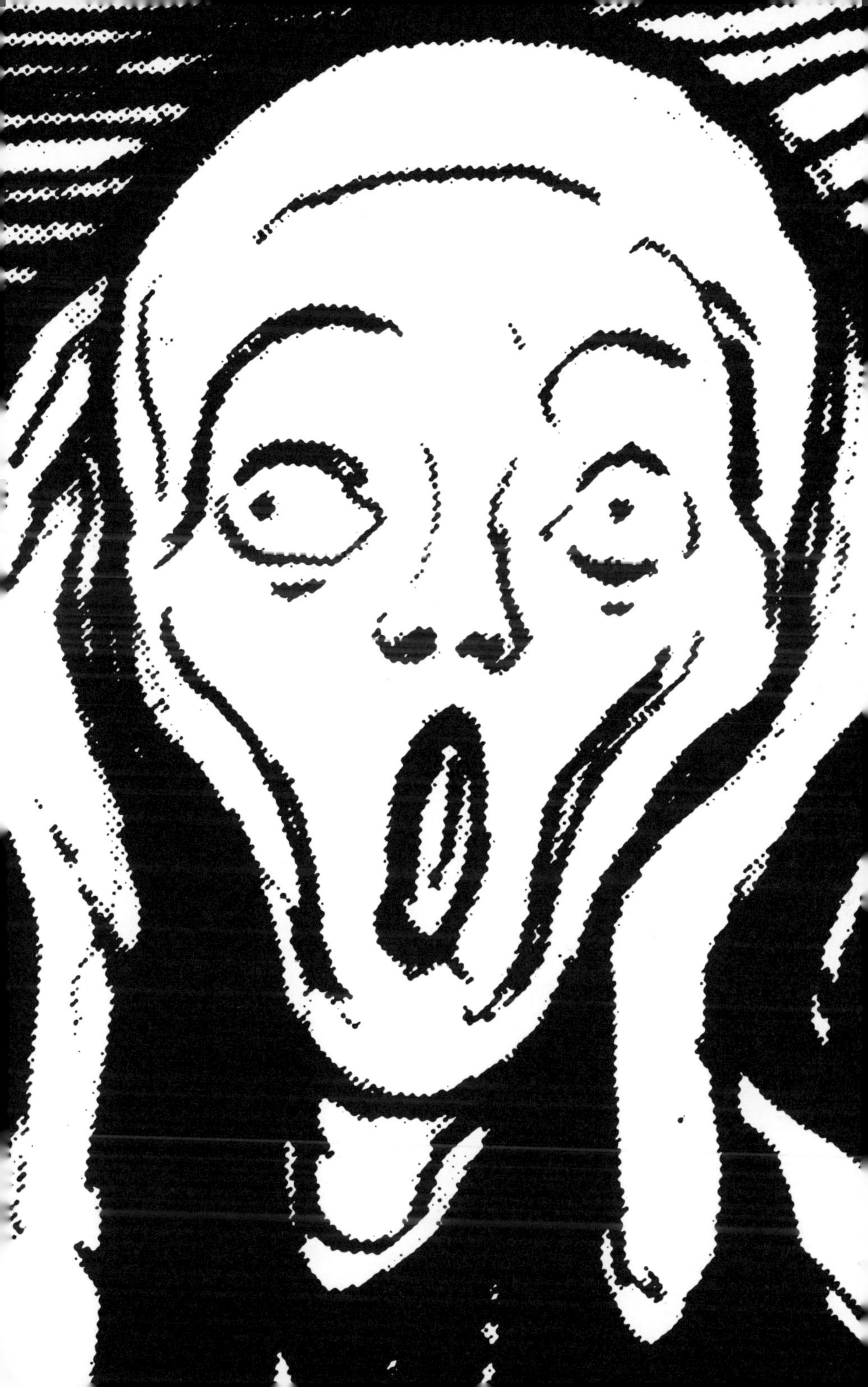

Nachwort:

Wenige Tage
vor meiner Entlassung
aus der Klinik -
nach genau
einem Jahr -
hatte ich alle Mitarbeiter
der Station
zum Abschiedsessen
eingeladen.

Ich war überrascht,
dann von
achtundzwanzig
kamen achtzehn -
und ich hatte
nach all den Konflikten
höchstens
vier oder fünf erwartet.

Meine Tischrede:

Ich danke Ihnen allen
dafür,
daß Sie gekommen sind!

So gern würde ich
Ihnen allen heute auch
glücklich dafür danken,
daß Sie mich
wieder gesund gepflegt
haben!

Aber ich kann es nicht,
denn ich bin nicht
glücklich darüber
und ich freue mich
auch nicht
auf meine Entlassung.

Im Gegenteil -
seit Wochen schon
habe ich Alpträume
und seit einigen Tagen
beherrscht mich
panische Angst
vor meiner Zukunft
im Rollstuhl -
lebenslänglich!

So kommt es also,
daß Sie alle
um den verdienten Lohn
Ihrer Arbeit
betrogen werden.

Ich weiß dies,
und würde Ihnen so gern
etwas anderes sagen,
aber das wäre
nicht ehrlich.

Ich weiß, daß ich oft
viel, zu viel
von Ihnen gewünscht,
erwartet und verlangt habe.

Längst habe ich erkannt,
daß ja auch gesunde Menschen
oft eine unerfüllbare
Sehnsucht nach Nähe,
Zuwendung, Verständnis,
Aufmerksamkeit und
Wärme haben.

Bei den schwerverletzten
Patienten auf Ihrer Station
steigert sich diese Sehnsucht
ins unermeßliche.

Auch ich brauchte
so unendlich viel mehr,
so unerfüllbar viel mehr
als früher,
so daß Sie gar keine Chance
hatten,
meinen Wünschen
und Hoffnungen
jemals gerecht zu werden.

Sie alle leben mit
dieser Tatsache
und müssen damit fertig
werden, daß Sie sich
auch noch so sehr
engagieren können
und
es bleibt dennoch
immer zu wenig.

Es ist bestimmt
eine undankbare Aufgabe,
täglich mit dem Gefühl
leben zu müssen,
ungenügend zu sein!

So sind Sie alle
also doppelt betrogen:

Um ein glückliches
Dankeschön für das
Ergebnis Ihrer Arbeit
von Ihren Patienten
und
um die Chance,
jemals zu genügen,
denn Ihre Patienten
brauchen unerfüllbar viel.

Ich wünsche Ihnen auch für
die Zukunft viel Kraft für
Ihre Arbeit - auch wenn Sie
nur eines ernten: Tränen.

Inhalt

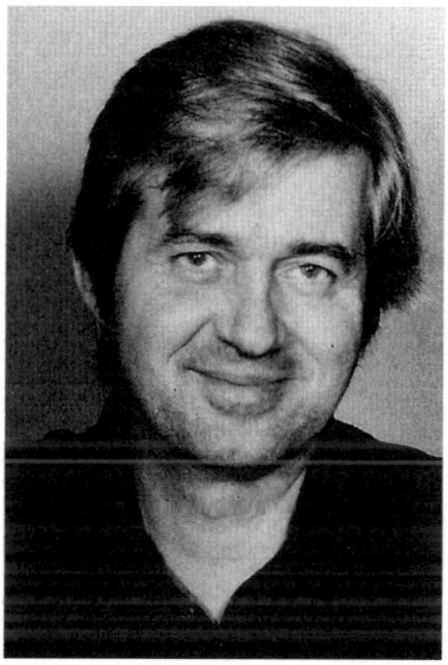

Claudio Kürten

geboren 1946 in München, verdankt sein Leben dem medizinischen Fortschritt. Noch bis vor 40 Jahren hatten Querschnittgelähmt kaum eine Überlebenschance.

Insgesamt 19 Operationen liegen hinter ihm - gut drei Jahre war Claudio Kürten Patient in verschiedenen Kliniken.

In seinem Leben, Teil I, trug er den grauen Flanell. Als Angestellter in Verlagen und der Industrie, ab 1980 als freier Unternehmensberater, suchte er Karriere und Erfolg.

Das Leben von Claudio Kürten, Teil II, begann am 20. August 1984 mit einem Unfall und der bleibenden Folge einer Querschnittlähmung. Noch während seines einjährigen Klinikaufenthaltes entstanden die hier vorgelegten "Texte zur Patienten-Wirklichkeit".

Anschließend konzentrierte sich Claudio Kürten auf Personal- und Organisations-Entwicklung im Krankenhaus. 1995 veröffentlichte er ein weiteres Buch:

"Unerhörte Patienten-Wünsche"
ISBN -3-924344-04-3